# BEI GRIN MACHT SICH IHR WISSEN BEZAHLT

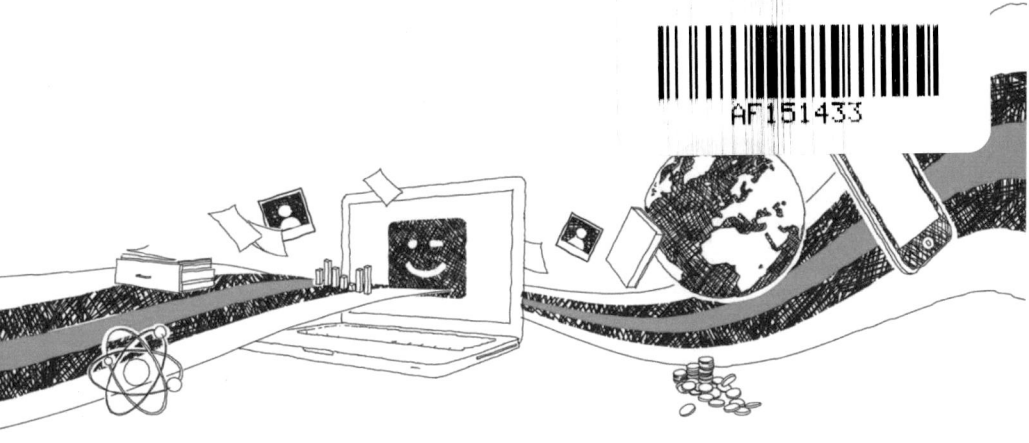

- Wir veröffentlichen Ihre Hausarbeit,
  Bachelor- und Masterarbeit

- Ihr eigenes eBook und Buch -
  weltweit in allen wichtigen Shops

- Verdienen Sie an jedem Verkauf

## Jetzt bei www.GRIN.com hochladen und kostenlos publizieren

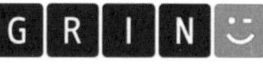

**Bibliografische Information der Deutschen Nationalbibliothek:**

Die Deutsche Bibliothek verzeichnet diese Publikation in der Deutschen National-
bibliografie; detaillierte bibliografische Daten sind im Internet über http://dnb.d-
nb.de/ abrufbar.

**Impressum:**

Copyright © 2014 GRIN Verlag, Open Publishing GmbH
Druck und Bindung: Books on Demand GmbH, Norderstedt Germany
ISBN: 978-3-668-03571-3

Doreen Adam

# Die gesundheitlichen Folgen von Arbeitslosigkeit

GRIN Verlag

**Hausarbeit 1**

Adam Doreen                                      Abgabedatum:  31.01.2014

Thema der Hausarbeit:

Gesundheitliche Folgen von Arbeitslosigkeit

# Inhaltsverzeichnis

# 1. Einleitung

Der Verlust von Arbeit, besonders über einen längeren Zeitraum ist für eine Vielzahl von Menschen ein einschneidendes negatives Ereignis und kann u. a. verschiedene gesundheitliche Folgen nach sich ziehen. „Arbeit ist eine zentrale Voraussetzung für gesellschaftliche Integration. Wer seinen Arbeitsplatz (dauerhaft) verliert, läuft Gefahr, an den Rand der Gesellschaft zu geraten oder ganz aus dieser herauszufallen." (Belwe, 2008, S.2) Die nachstehende Hausarbeit wird sich dieser Thematik widmen und neben der Betrachtung der durch die Arbeitslosigkeit entstandenen gesundheitlichen Belastungen auch bereits bestehende präventiv wirkende Programme vorstellen.

# 2. Gesundheitliche Folgen von Arbeitslosigkeit

Im November 2013 meldete die Bundesagentur für Arbeit 2.806.143 Menschen in Deutschland, die von Arbeitslosigkeit betroffen sind. Das sind 54.663 Menschen mehr als im Vorjahresmonat (vgl. Bundesagentur für Arbeit, 2013, Statistik).

Bereits Ende des 19. Jahrhunderts beschrieb wissenschaftliche Literatur Zusammenhänge zwischen Arbeitsverlust und Gesundheit (vgl. RKI, 2003, Heft 13, S.5).

Gesundheit wurde 1948 in der Konstitution der Weltgesundheitsorganisation (WHO) beschrieben als „Zustand völligen körperlichen, seelischen und sozialen Wohlbefindens und nicht nur als das Freisein von Krankheit und Gebrechen".

„Die Ergebnisse vieler Studien verdeutlichen, dass Arbeitslose im Vergleich zu Erwerbstätigen einen schlechteren Gesundheitszustand haben (Berth et al. 2008, Brenner 2006, Elkeles 1999, Hanisch 1999, Lampert et al. 2011, RKI 2003, Weber et al. 2007, zit. nach GBE kompakt, März 2012)"

Arbeitslosigkeit beeinträchtigt vielfach "(…) Wohlbefinden und Lebenszufriedenheit, erzeugt bei vielen Betroffenen Gefühle der Niedergeschlagenheit und Leere und führt häufig zu einem Anstieg von depressiven und Angstsymptomen die im Extremfall in Suizidalität münden können." (Rogge, 2007, S.1 zit. nach Udris 2005, S. 13-19)

Arbeit ist für eine Vielzahl von Menschen identitätsstiftend. Dies kann an einem kleinen Beispiel aufgezeigt werden. "Fragt man jemanden, den man gerade kennen gelernt hat, danach, was er "ist", so bekommt man im Regelfall die Antwort, die auf die Ausbildung oder die Beschäftigung des oder der Betreffenden verweist." (Kadler-Neuhausen, 2012, S.53)

3

Kommt es zu dem Verlust des Arbeitsplatzes bedeutet dies neben finanzieller Einschränkungen und einer veränderten sozialen Einbettung, den Verlust der Tagesstruktur auch eine erhebliche Minderung des Selbstwertgefühls. Der Austausch mit der Kollegenschaft fehlt, durch Schamgefühle kommt es zu Rückzugstendenzen und vielfach schlussendlich zu sozialer Isolation (vgl. Kieselbach, 2007, S.1-35). Hinzu kommen Risikoverhaltensweisen, wie erhöhter Tabak- und Alkoholkonsum, Vernachlässigung einer ausgewogenen Ernährung, Medikamentenmissbrauch... All diese Faktoren können sich auf den Gesundheitszustand auf unterschiedlichste Art und Weise auswirken.

Abbildung 1 zeigt, dass arbeitslose Frauen und Männer im Vergleich zu Berufstätigen erheblich mehr Antidepressiva verordnet bekommen. Dies lässt den Rückschluss auf eine starke psychische Belastung durch die Arbeitslosigkeit zu.

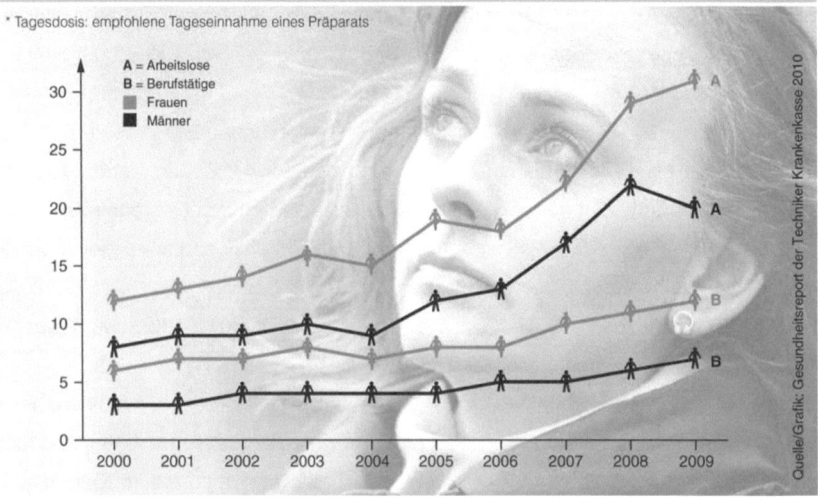

Quelle: Grafik Gesundheitsreport der Techniker Krankenkasse 2010
http://www.presseportal.de/pm/6910/2406314

"Aus den Ergebnissen der Arbeitslosenforschung lässt sich entnehmen, dass der Verlust des Arbeitsplatzes folgende sofortige wie auch langfristige, d.h. zu chronischen Erkrankungen führende Effekte auf körperliche und psychische Gesundheit ausübt:

- Veränderung des Blutdrucks und des Körpergewichts, Störungen des vegetativen Nervensystems, Schwächung des Immunsystems.
- Anstieg von Nervosität, Ängstlichkeit, Gereiztheit und depressive Verstimmungen, Konzentration- und Schlafstörungen.
- Erhöhung des Zigaretten-, Alkohol- und Tabakkonsums
- Zunahme psychosomatischer Erkrankungen (Magen-Darm-Erkrankungen,
- asthmatische Beschwerden, Rücken- und Kopfschmerzen, Gelenkrheumatismus)
- Zunahme von Suiziden und Suizidgefährdungen. (Gegenüber Beschäftigten weisen Arbeitslose eine bis zwanzigfache Rate von Selbstmordversuchen auf.)" (Wolski-Prenger/Rothardt,1996, S.95)

„In Abbildung 2 ist das Verhältnis der gemeldeten Krankheitstage von arbeitslosen und angestellten Frauen und Männern nach Diagnosen differenziert dargestellt. Dabei zeigt sich, dass Arbeitslose vor allem von psychischen und Verhaltensstörungen, Ernährungs- und Stoffwechselkrankheiten, Krankheiten des Muskel-Skelett-Systems sowie von Krankheiten des Nervensystems stärker betroffen sind." (BKK Gesundheitsreport, 2010)

5

Abbildung 2

Arbeitsunfähigkeitstage von Arbeitslosen im Vergleich zu Angestellten 2009, nach Geschlecht
Datenbasis: BKK Gesundheitsreport 2010

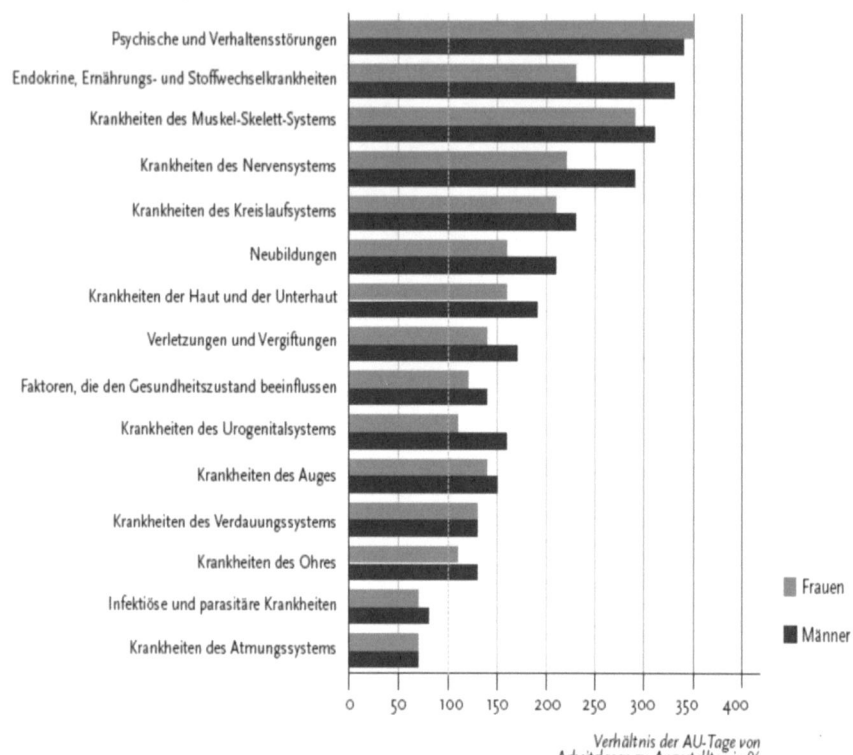

2010 berechnet Hollederer mit Hilfe der Datensammlung des Mikrozensus 2005
(N=35.425), dass Arbeitssuchende deutlich höhere Krankenstände vorweisen als
Erwerbstätige. Der Unterschied fällt besonders in der mittleren und höheren
Altersstufe auf (vgl: Hollederer, 2010).

Siehe Abbildung 3

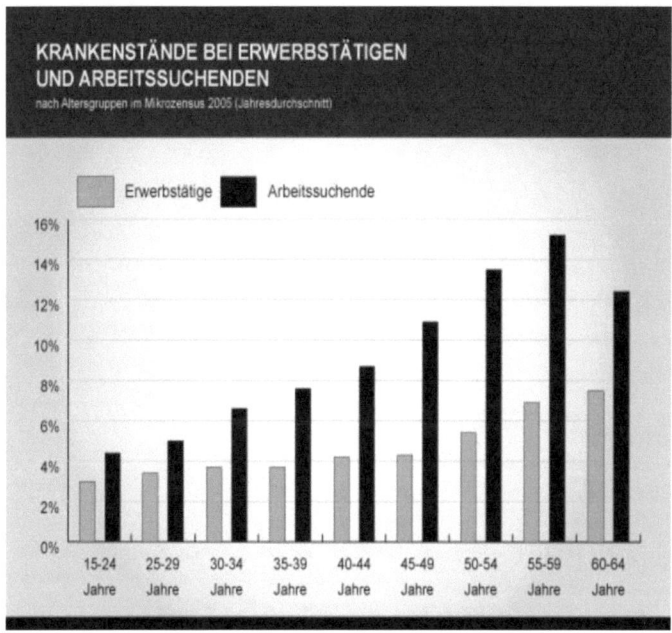

Quelle: Hollederer (2010)

Vielfach diskutiert wird ob der Verlust der Arbeitsstelle krank macht oder Krankheit in die Arbeitslosigkeit führt. Prof. Dr. Hollederer spricht in seinem Vortrag "Hilfen für Gefährdete" im November 2010 in Berlin davon, dass **beides** zutrifft.

Abbildung 4 visualisiert diesen "Circulus vitiosus"

**Macht Arbeitslosigkeit krank? Macht Krankheit arbeitslos? Beides!**
**Der „Circulus vitiosus" von Arbeitslosigkeit und Gesundheit:**

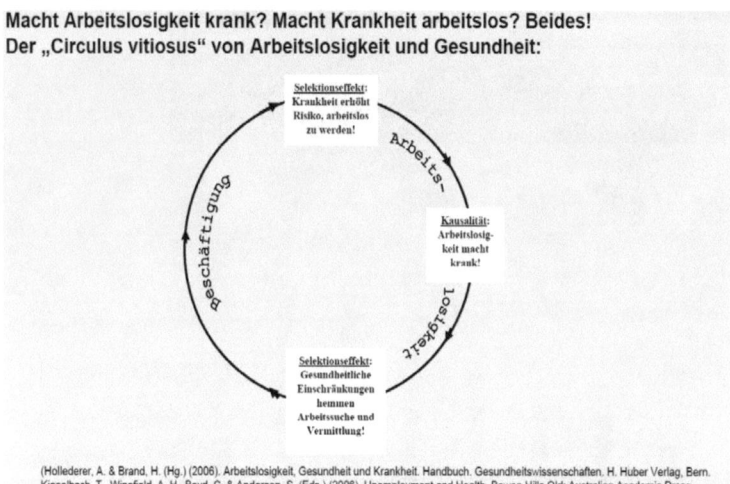

(Hollederer, A. & Brand, H. (Hg.) (2006). Arbeitslosigkeit, Gesundheit und Krankheit. Handbuch. Gesundheitswissenschaften. H. Huber Verlag, Bern. Kieselbach, T., Winefield, A. H., Boyd, C. & Anderson, S. (Eds.) (2006). Unemployment and Health. Bowen Hills Qld: Australian Academic Press. Hollederer, A. (Hg.) (2009). Gesundheit von Arbeitslosen fördern. Ein Handbuch für Wissenschaft und Praxis. Fachhochschulverlag, Ffm.)

Quelle:

http://www.lzg.gc.nrw.de/_media/pdf/service/vortraege/Hollederer_Deutscher_Verein_20101119_LIGA_NR
W1.pdf

Wie kann dieser Teufelskreis durchbrochen werden? Diese Frage leitet zu dem nächsten Punkt über.

# 3. Konzepte der Prävention

Es besteht Handlungsbedarf für gesundheitliche Förderung und zeitnahe Integration in Arbeit (vgl. DGB, 2010, S.11). Nachhaltig bewährte Ansätze bieten die Konzepte von AmigA (Brandenburg), AktivA (Sachsen), JobFit (NRW, Niedersachsen) und Di-Ma (Köln) (vgl. DGB, 2010, S.14, zit. nach Hollederer 2009).

**Kurzvorstellung:**

**AmigA – Arbeitsförderung mit gesundheitsbezogener Ausrichtung**

- Projektbeginn war bereits im August 2004
- AmigA hat sich u. a. zum Ziel gesetzt, die Wiedereingliederungen in den Arbeitsprozess der Arbeitslosen mit gesundheitlichen Einschränkungen zu erhöhen.
- Umsetzung mit Hilfe der IST- Situationsanalyse, Bildung eines Fallmanagementteams und Implementierung einer Beratungsstruktur in diesem Team

- Partner sind MASGF Brandenburg, Rentenversicherungsträger, Kranken-
  kassen (AOK, DAK, IKK), Landkreis Potsdam-Mittelmark, Arbeitsagentur,
  Reha-Klinik „Hoher Fläming" Belzig und die Salus- Klinik Lindow (vgl. gesundheitliche-chancengleichheit, amiga, 2009)

## ActivA – Aktive Bewältigung von Arbeitslosigkeit

- „AktivA ist ein an der TU Dresden entwickeltes psychosoziales Training zur
  Förderung von Gesundheit und Handlungskompetenz bei Erwerbslosen.
  Die Teilnahme an einem AktivA-Training führt nachweislich zu einem signi-
  fikanten Rückgang an physischen und psychischen Gesundheitsbe-
  schwerden." (aktiva.wissensimpuls, AktivA, 2013)
- Im Rahmen des Sächsischen Gesundheitsprozesses wird das Projekt seit
  2006 gefördert (vgl. gesundheitliche-chancengleichheit, AktivA, 2008)
- Partner und Förderer sind das Sächsische Staatsministerium für Soziales
  und Verbraucherschutz, die Sächsischen Gesundheitsziele, die TU Dresden und der Gesundheit Berlin-Brandenburg e.V. (vgl. akti-
  va.wissensimpuls, AktivA, 2013)

## JobFit NRW – Gesundheitsförderung für arbeitslose Menschen

- Projektstart im Juli 2006
- Ziel des Projektes ist es die Gesundheit zu fördern (gesundheitsriskantes Ver-
  halten soll reduziert werden und psycho-soziale Ressourcen erhöht werden),
  um die arbeitslosen Menschen in den Arbeitsmarkt zu integrieren.
- „Durch die strategische Verknüpfung von gesundheitsfördernden und arbeits-
  marktpolitischen Interventionen werden in fünf Regionen verschiedene Ge-
  sundheitsmodule bei Projektträgern umgesetzt. Individuelle Gesundheitskom-
  petenzberatungen und ein flankierender Präventionskurs zielen auf eine Ver-
  besserung der gesundheitlichen Situation arbeitsloser Personen ab, so dass
  parallel eine Stabilisierung der Beschäftigungsfähigkeit bewirkt wird. Die ar-
  beitsmarktpolitischen Akteure wurden für diese neuen Aufgaben und Themen
  qualifiziert und erhielten darüber hinaus fachliche Unterstützung bei der prakti-
  schen Umsetzung." (gesundheitliche-chancengleichheit, JobFit NRW, 2011)

**DiMa – Disability Management**

- Projektstart im Januar 2005
- „Das Angebot richtet sich an Menschen mit gesundheitlichen Einschränkungen und damit oft einhergehenden komplexen Multiproblemlagen wie etwa Langzeitarbeitslosigkeit, Schulden, soziale Schwierigkeiten oder Suchtprobleme. Hierfür hat das Jobcenter Köln unter dem Namen Disability Management (DiMa) ein besonderes Fallmanagement entwickelt. Dabei sind speziell geschulte Beratungskräfte im Sinne der kurzen Wege für die Klientinnen und Klienten dezentral in den einzelnen Standorten des Jobcenters tätig.

Die ressourcenorientierte Hilfeplanung im DiMa-Bereich umfasst neben den Leistungen zum Lebensunterhalt insbesondere:

- o Hilfe, um medizinische Rehabilitationsleistungen zu erhalten
- o Erschließung beruflicher Rehabilitationsleistungen in enger Kooperation mit der Agentur für Arbeit und anderen Rehabilitationsträgern
- o Anbahnung von Suchtberatung
- o Prüfung der Erwerbsfähigkeit
- o Erschließung geeigneter Integrationsjobs
- o spezialisierte Arbeitsvermittlung
- o Nutzung des Leistungsspektrums des Sozialgesetzbuches IX, z.B. Integrationsfirmen, Integrationsfachdienste, Kooperation mit den Landschaftsverbänden" (gesundheitliche-chancengleichheit, Disability Management DiMa, 2013)

**Wann diese und andere Praxisansätze in den „Circulus vitiosus" eingreifen können, zeigt die folgende Abbildung.**

Abbildung 5

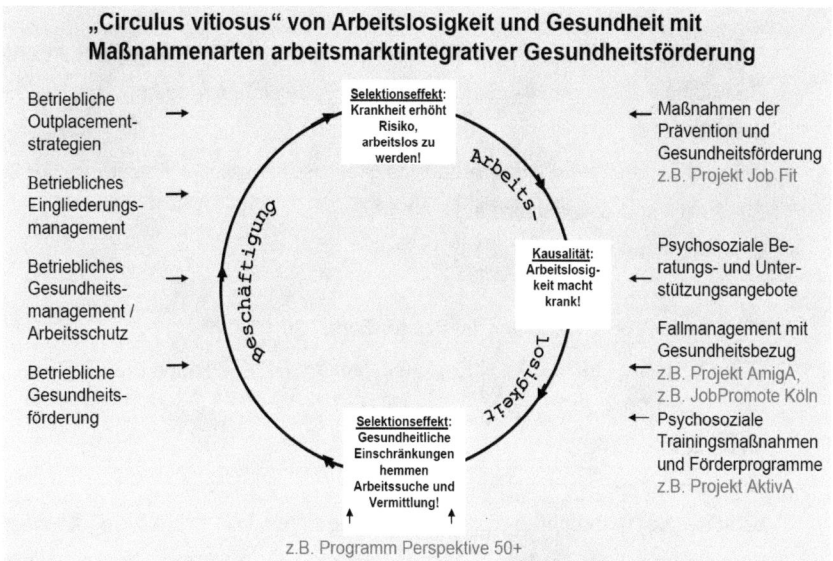

"Circulus vitiosus" von Arbeitslosigkeit und Gesundheit mit
Maßnahmenarten arbeitsmarktintegrativer Gesundheitsförderung

Quelle:
http://www.lzg.gc.nrw.de/_media/pdf/service/vortraege/Hollederer_Deutscher_Verein_20101119_LIGA_NR
W1.pdf

# 4. Zusammenfassung/Fazit

Ziel der vorliegenden Hausarbeit war es gesundheitliche Folgen von Arbeitslosigkeit aufzuzeigen und präventiv wirksame Programme vorzustellen. Aufgrund der Beschränkung der Seitenzahlen, kann diese Hausarbeit keinen Anspruch auf Vollständigkeit erheben.

Es sollte verdeutlicht werden, dass der Verlust von Arbeit gravierend negativ auf die Betroffenen einwirkt. Es wurden bereits präventiv wirksame Konzepte in die Praxis umgesetzt, hier gilt es diese durch politische Unterstützung zu erweitern, um auf die Bedürfnisse der Arbeitslosen individuell und zeitnah eingehen zu können.

Zukünftig wäre es meines Erachtens erstrebenswert die Arbeitslosigkeit mittels dem Bedingungslosen Grundeinkommen ganz abzulösen. Somit würden die Stigmatisierung durch die Gesellschaft und ein Großteil anderer Probleme, die der Verlust des Arbeitsplatzes mit sich bringt ausbleiben.

- AktivA Aktive Bewältigung von Arbeitslosigkeit (2013): Wissenschaftliche Grundlagen unter: http://aktiva.wissensimpuls.de/einfuehrung.html (letzter Zugriff 30.12.13)

- Belwe, K., (2008): Editorial. Arbeitslosigkeit: Psychosoziale Folgen. In: APuZ Aus Politik und Zeitgeschichte, H. 40-42, 2

- Bundesagentur für Arbeit (2013): Statistik

  unter:

  http://statistik.arbeitsagentur.de/ (letzter Zugriff 30.12.13)

- GBE kompakt (1/2012): Arbeitslosigkeit, prekäre Beschäftigung und Gesundheit, Heft 1/2012 RKI Berlin

  unter:

  http://www.gbe-bund.de/gbe10/abrechnung.prc_abr_test_logon?p_aid=17432129&p_uid=gasts&p_sprache=D&p_knoten=FID&p_suchstring=14911#fid14813 (letzter Zugriff 30.12.13)

- Gesundheitliche Chancengleichheit/Kooperationsverband (2009): AmigA - Arbeitsförderung mit gesundheitsbezogener Ausrichtung

  unter:

  http://www.gesundheitliche-chancengleichheit.de/praxisdatenbank/amiga/ (letzter Zugriff 30.12.13)

- Gesundheitliche Chancengleichheit/Kooperationsverband (2013): Disability Management DiMa

  unter:

  http://www.gesundheitliche-chancengleichheit.de/praxisdatenbank/disability-management/ (letzter Zugriff 30.12.13)

- Gesundheitliche Chancengleichheit/Kooperationsverband (2008): Gesundheitsförderung bei Langzeitarbeitslosen Projekt "Aktive Bewältigung von Arbeitslosigkeit" vorgestellt

  unter:

  http://www.gesundheitliche-chancengleichheit.de/service/meldungen/gesundheitsfoerderung-bei-langzeitarbeitslosen/ (letzter Zugriff 30.12.13)

- Gesundheitliche Chancengleichheit/Kooperationsverband (2011): JobFit NRW Gesundheitsförderung für arbeitslose Menschen
  unter:
  http://www.gesundheitliche-chancengleichheit.de/good-practice/jobfit-nrw/
  (letzter Zugriff 30.12.13)
- Hollederer, A. (2010): *Arbeitsmarktintegration und Gesundheitsförderung – Aktueller Stand und Perspektiven.* Vortrag auf dem 3. Jahrestreffen im Bundesprogramm „Perspektive 50plus" am 9.6.2010 in Berlin
- Hollederer, A. (2009): Gesundheit von Arbeitslosen fördern! Ein Handbuch für Wissenschaft und Praxis. Frankfurt a. M.: Fachhochschulverlag
- Hollederer, A. (2010): Zusammenhänge von Erwerbslosigkeit, Gesundheit und Behinderung: Ergebnisse des Mikrozensus 2005
  Deutscher Verein für öffentliche und private Fürsorge e.V. Arbeitskreis „Hilfen für Gefährdete" am 23.11.2010 in Berlin
  unter:
  http://www.lzg.gc.nrw.de/_media/pdf/service/vortraege/Hollederer_Deutscher_Verein_20101119_LIGA_NRW1.pdf (letzter Zugriff 30.12.13)
- Kadler-Neuhausen, I.: „Arbeit: Multidisziplinäre Einführung in Human- und Gesellschaftwissenschaften"  PDF-Text-Download von [basa-online], Stand 07.11.2012, (letzter Zugriff 23.12.2013)
- Kieselbach, T. (2007): Arbeitslosigkeit, soziale Exklusion und Gesundheit: Zur Notwendigkeit eines sozialen Geleitschutzes in beruflichen Transitionen. In Gesundheit Berlin (Hg.). Dokumentation 12. bundesweiter Kongress Armut und Gesundheit, S. 1-35. Berlin
- RKI- Robert Koch-Institut (2003): „Arbeitslosigkeit und Gesundheit. Gesundheitsberichterstattung des Bundes. Heft 13. RKI Berlin
  unter:
  http://edoc.rki.de/documents/rki_fv/reUzuR53Jx9JI/PDF/28OCHPB2fJAAs_60.pdf (letzter Zugriff 03.01.2014)
- Rogge, B. (2007): Dokumentation 13. bundesweiter Kongress Armut und Gesundheit. Gesundheit Berlin, 1-10

- Techniker Krankenkasse (HG.) (2010). Gesundheitsreport 2010. Gesundheitliche Veränderungen bei Berufstätigen und Arbeitslosen von 2000 bis 2009. Veröffentlichungen zum BetrieblichenGesundheitsmanagement der TK, Band. 24. Hamburg: Techniker Krankenkasse
unter:www.tk-online.de (letzter Zugriff 7.01.2014)

- Udris, I. (2005): Die Kosten der Erwerbslosigkeit- gesundheitlich, psychisch, sozial, gesellschaftlich. In: Zeitschrift für Psychotraumatologie und Psychologische Medizin, 4, 13-29

- Wolski-Prenger, F. u. Rothardt, D. (1996): "Soziale Arbeit mit Arbeitslosen", Beltz Verlag, Weinheim

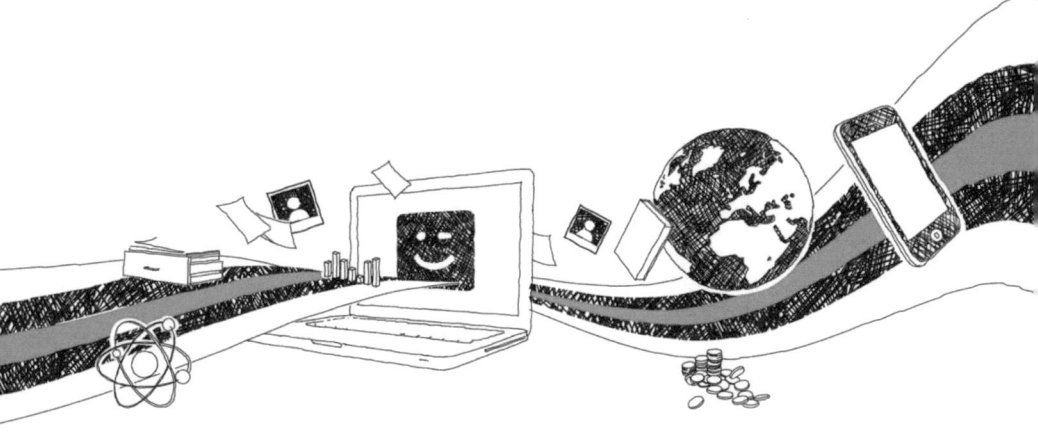
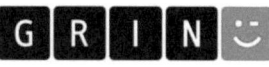